Lussan.

OBSERVATIONS

SUR L'USAGE

DES BRETELLES,

PAR M. LUSSAN,

CHIRURGIEN DE L'HOSPICE DU CANTON DE SAINT-SAULGE,
DÉPARTEMENT DE LA NIÈVRE,

ANCIEN CHIRURGIEN DE LA MAISON DAMAS-CRUX.

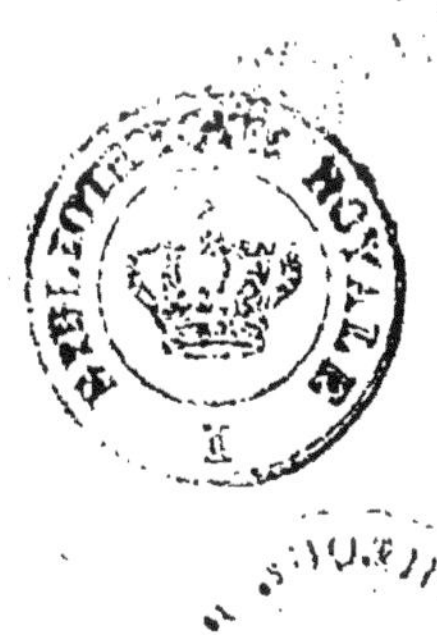

A PARIS,

DE L'IMPRIMERIE DE PILLET AINÉ,
RUE CHRISTINE, N° 5.

1821.

A SON ALTESSE ROYALE

MONSEIGNEUR

LE DUC DE BORDEAUX.

MONSEIGNEUR,

Au moment où les bons Français de toutes les professions s'empressent de déposer leurs hommages au pied de votre royal berceau, sera-t-il permis à un vieux disciple d'Esculape d'apporter aussi le modeste tribut de son expérience et de sa longue pratique. Le petit écrit que je prends la liberté d'offrir à VOTRE ALTESSE ROYALE *est destiné à signaler les inconvéniens d'une mode nuisible à la santé d'un grand nombre de personnes ; il aura contre lui la frivolité du monde et la légèreté du siècle ; mais tout ce qui peut contribuer à alléger les maux de l'humanité, et particulièrement ceux du peuple que* VOTRE ALTESSE ROYALE *est appelée à régir, ne saurait être indifférent au cœur de notre* HENRI. *J'ose donc espérer que les intentions qui ont dicté ce petit Mémoire, lui feront trouver grâce devant* VOTRE ALTESSE ROYALE, *et qu'elle daignera agréer aussi l'hommage du dévouement sans bornes et de l'inviolable fidélité que j'ai voues à son auguste famille.*

J'ai l'honneur d'être, avec le plus profond respect,

MONSEIGNEUR,

DE VOTRE ALTESSE ROYALE,

Le très-humble et très-obéissant serviteur,

OBSERVATIONS

SUR

L'USAGE DES BRETELLES.

MAUDITE soit à jamais une mode qui peut vicier la stature d'une génération! Si, par malheur, on en tolère long-tems l'usage, je serais presque tenté d'en maudire l'inventeur, quand je considère la foule des hommes qui en sont les victimes. Celui qui a imaginé les bretelles ignorait sans doute la structure admirable du corps humain et les principes qui régissent notre inimitable organisation; ou bien, par une étrange malignité, il a pris plaisir à contrarier cette organisation et à en arrêter les développemens. Mais je termine cette observation préliminaire en revenant à mon but principal : je me suis proposé, en écrivant ces réflexions, de déduire les motifs qui m'ont déterminé à démontrer les inconvéniens qui résultent de l'usage funeste des bretelles.

Je puis avancer sans vanité, ou plutôt avec vérité, que c'est par zèle pour mon état, et d'après les principes de mon art, que je cherche à ouvrir les yeux du public sur une manie dont les suites pourraient devenir funestes à l'humanité. Si je signale cet abus, c'est uniquement par amour pour l'humanité ; je ne m'y suis décidé qu'après m'être assuré des contrastes frappans qui existent entre les hommes d'aujourd'hui et les anciens, chez qui la mode respectait tous les mouvemens. S'il existe dans la génération actuelle quelques individus d'une taille majestueuse et d'une force régulière, c'est le plus petit nombre : aujourd'hui, plus qu'autrefois, on rencontre des hommes voûtés, bossus, contrefaits ; nos pères avaient une attitude fière, une démarche noble et facile. Je le demande à tout anatomiste éclairé, à tout physiologiste instruit : n'est-il pas évident que le maintien des Français qui se présentent sur la scène du monde tient uniquement à la gêne que leur impose une mode tyrannique et extravagante, en les assujettissant à porter des bretelles ? Je vais donner l'explication de l'action qu'elles exercent sur la jeunesse.

Comment un jeune guerrier, s'il n'a pas encore atteint l'âge de la perfection des organes, pourrait-il se distinguer par une imposante et majestueuse prestance, quand il est en faction ou en bataille, puisqu'il éprouve d'abord par les bretelles une violente pression sur les clavicules, occasionée par l'élasticité qu'augmentent de plus en plus les mouvemens du corps lorsqu'il marche, et le propre poids du pantalon qui tient aux bretelles? Cette pression n'a-t-elle pas encore lieu sur les parties antérieures et latérales de la poitrine, au point de nuire au jeu des poumons, et de gêner conséquemment la respiration, surtout dans les instans où l'estomac, dans un état de plénitude, rend l'inspiration plus difficile? Cet inconvénient augmente surtout lorsque les jeunes gens, jaloux de passer pour avoir les cuisses et les jambes bien conformées, rétrécissent fortement leurs bretelles afin d'effacer entièrement les rides du pantalon ; c'est alors qu'en détruisant l'élasticité par une tension démesurée, la pression devient plus considérable, donne aux porteurs de bretelles une attitude plus ridicule, leur fait éprouver une contrainte fatale aux avantages de la prestance, et détermine chez eux une orthopnée habituelle dont le danger ne saurait être douteux. Cet usage donne encore lieu au grave inconvénient qu'on éprouve lorsque le besoin d'aller à la garde-robe se fait sentir ; quelle qu'en soit la cause, les bretelles entravent des fonctions qui ne sauraient l'être sans inconvéniens.

Un jeune élégant, tant qu'il portera des bretelles, pourra-t-il se présenter dans une société avec la grâce, la décence et le port convenables, surtout lorsqu'à la pression dont je viens de parler il joindra encore le poids de ses deux mains, qu'il a l'impudeur de faire passer dans le petit pont de sa culotte en guise de manchon? Avec un pareil maintien, n'a-t-il pas plutôt l'attitude d'un joueur de vielle que d'un homme du bon ton ; et, par une contenance aussi immodeste, ne met-il pas à chaque instant une femme honnête dans le cas de rougir?

Je crois en avoir assez dit pour démontrer au gouvernement, ainsi qu'aux gens de l'art, l'abus préjudiciable des bretelles, des corsets et des buscs. Mon intention est de me rendre utile au public ; mon état m'en fait un devoir : je serai le plus heureux des hommes si je contribue à renverser toutes les modes aussi ridicules que pernicieuses.

L'usage des bretelles, contre lequel je me suis élevé, vient encore de me fournir quelques nouvelles observations ; je les signalerai sous le rapport des suites funestes qui peuvent en résulter pour les femmes, surtout si on y joint l'habitude des corsets baleinés et des buscs.

Toutes les maladies de poitrine peuvent être engendrées par cette mode pernicieuse : le busc, qui comprime des cavités essentielles à la vie chez les personnes qui s'en servent avant le développement complet de la nature, gêne la conformation des os de la poitrine, empêche le jeu des poumons, les mouvemens de la respiration, et vient jeter le trouble dans les digestions.

Le busc n'est-il pas une invention meurtrière toutes les fois que l'on y ajoute le lien croisé dont on a imaginé de se servir pour attacher les jupons qui portent sur les clavicules et les parties latérales de la poitrine ? Ne sont-ce pas ces entraves qui forcent à marcher courbées les malheureuses victimes de la mode ?

Comment s'étonner si le sexe se trouve

exposé à tant d'accidens, à tant de maladies de poitrine, à tant de vices de conformation, que ne connaissaient presque pas nos ancêtres, et que l'on ignore dans les campagnes où les modes sont moins répandues? Ma pratique m'a trop prouvé le danger de cet usage pour que je puisse garder le silence.

De toutes les personnes du sexe de différens âges que j'ai traitées pour cause de maladies de poitrine, pour affections spasmodiques de l'estomac, pour vomissemens, pour obstructions au foie et à la rate, j'ai vu de ces maladies céder aussitôt que les malades se déterminaient, d'après mes avis, à quitter le corset, le busc ou les bretelles.

S'il est surtout un cas où ce lien volontaire, que la mode impose à nos dames, puisse avoir des suites effrayantes, c'est dans l'état de grossesse.

Comment, en effet, l'enfant peut-il jouir de cette liberté si nécessaire à son développement, quand les parties molles, continuellement comprimées, ne lui permettent pas de s'étendre, et qu'elles se trouvent constamment gênées par les mouvemens contraires d'une mère qui ne jouit pas d'une respiration aisée?

Ne devrait-on pas rapporter à cette cause le grand nombre d'accouchemens laborieux qui deviennent si souvent funestes à la mère et à l'enfant, tous ces nouveaux-nés dont les organes sont flétris dès la naissance, et enfin tous ces accidens qui répandent si souvent le deuil dans les familles ?

En vain l'on m'objectera l'élasticité des bretelles : mais cette élasticité peut-elle avoir lieu sans presser sur les parties où portent les bretelles et pèsent les buscs ; et d'ailleurs l'élasticité se perd par le poids plus ou moins considérable des vêtemens, combiné avec les différens mouvemens qu'on est obligé de faire, soit à pied, soit à cheval.

J'observe encore qu'une grande partie des femmes qui veulent suivre les modes, se servent, par économie, de corsets qui ne sont pas élastiques et de bretelles de tresses de fil ou de lisière d'étoffes : cette circonstance augmente le danger en augmentant la constriction.

Dans le courant de mars 1817, je fus appelé pour voir une femme âgée de trente-cinq ans ; il lui était survenu, depuis environ six mois, sur la partie moyenne de la clavicule droite, une tumeur dure de quelques pouces de diamètre, sans changement de couleur à la peau. Cette tumeur inclinait du côté de l'aisselle ; les glandes axilaires étaient engorgées ainsi que la glande du sein, ce qui était occasioné par la pression des bretelles et du corset que je fis supprimer.

Je fis appliquer les cataplasmes émolliens à l'intérieur, je donnai des délayans ; la tumeur alors diminua ainsi que les glandes, et, à l'aide d'un emplâtre fondant, elle se termina par résolution. Cette maladie, qui pouvait avoir des suites funestes, fut guérie sans retour dans l'espace de six semaines.

Le 15 mai 1818, je fus appelé auprès d'une demoiselle, âgée de dix-sept ans et d'un tempérament sanguin : elle se plaignait d'une douleur fixée, depuis quelque tems, à la partie antérieure de la tête, et à la région de l'estomac. La langue était vermeille, les yeux rouges et le pouls fort : elle me dit qu'elle souffrait depuis environ un an ; je lui fis une saignée au bras, et je lui ordonnai pour boisson une tisane ordinaire. Le soir je la trouvai beaucoup mieux ; elle prit une petite soupe, et passa une nuit tranquille. Le lendemain elle se plaignait un peu de la tête; un lavement et un bain de pieds dissipèrent cette douleur.

Le troisième jour elle n'éprouvait plus de douleur, elle mangea comme de coutume.

Le quatrième jour elle me dit : « Monsieur, je ne me rappelle plus de mes douleurs, j'ai cessé absolument de les sentir. » Huit jours après elle sortit avec sa mère pour faire des visites. Elles vinrent chez moi pour me dire que, depuis qu'elle était habillée, elle ne pouvait pas respirer : je l'examinai avec attention ; et la voyant gênée et serrée par ses vêtemens, je lui demandai pourquoi elle se serrait aussi fortement ; sa mère m'observa que c'était pour la faire tenir droite. Je voulus savoir si pendant huit jours qu'elle avait passés chez elle, sans ressentir de douleurs, elle se serrait comme le jour où elle s'était présentée chez moi ; elle me répondit qu'elle ne mettait de corset baleiné que lorsqu'elle s'habillait ; alors je lui fis promettre de quitter cette mode ; elle aurait voulu continuer ses visites, mais les douleurs augmentèrent. Le lendemain on m'envoya chercher ; je fis supprimer le corset busqué, et la demoiselle n'éprouva plus de douleurs : depuis cette époque elle n'a pas repris de corset; son embonpoint augmente, et elle se porte très-bien.

Un jeune homme de dix-neuf ans voulut faire franchir un large fossé à son cheval ; il tomba au bord sur son plan postérieur. A la suite de cet accident il lui survint une hernie inguinale complète du côté gauche ; je parvins à la faire rentrer.

Si ce jeune homme avait eu une culotte dont la ceinture aurait porté au-dessus des anneaux, et s'il eût été muni d'un bon suspensoir, le volume des intestins grêles étant soutenu par ce moyen, l'hernie n'aurait pas eu lieu.

Le 17 septembre 1817, je fus appelé pour un enfant de sept ans : le poids des bretelles avait fait courber l'épine du dos en devant, au point de gêner la respiration. Les ligamens de la colonne vertébrale étaient devenus si faibles, que lorsque l'enfant voulait moucher ou cracher, la poitrine se courbait du côté gauche et en devant; je supprimai de suite les bretelles, et je fis garder le lit à l'enfant pendant huit jours; j'eus soin de le faire allonger quelquefois sur son plan antérieur, et quelquefois sur le côté opposé de la courbure de la poitrine. Je fis faire des frictions sèches sur le dos, et j'appliquai des compresses trempées dans une décoction de plantes aromatiques.

Le neuvième jour je le fis lever et marcher avec le soin de le faire tenir droit ; je continuai les frictions sèches, un régime tonique, un peu de bon vin et des viandes d'une facile digestion. L'enfant n'eut de mieux que deux mois après ; mais insensiblement il marcha seul, et les parties rentrèrent dans leur état naturel. Depuis lors il se porte bien, grandit, et mange de tout indistinctement sans éprouver aucun accident.

Ces observations me conduisent à penser que, pour prévenir de pareils accidens, il serait très-prudent de ne faire porter de bretelles ni aux enfans, ni aux personnes dont la poitrine est délicate. Car, pour peu qu'on fasse attention à cette mode insensée des culottes à petits ponts, dont la ceinture porte au-dessus de la région ombilicale, on verra qu'on expose des parties importantes aux plus graves accidens. Si les petits-maîtres s'obstinent à porter des culottes à bretelles, qu'ils aient au moins l'attention de se servir d'un suspensoir : cet avis regarde surtout ceux qui montent à cheval.

Au reste, pour déterminer les hommes et les femmes à bretelles à quitter cette mode pernicieuse, qu'ils s'examinent attentivement et sans prétention les uns et les autres dans les promenades publiques; qu'ils considèrent leur attitude, et bientôt ils verront qu'on peut les comparer à des porteurs d'eau.

Je pense qu'on pourrait remplacer les bretelles, pour ceux qui ne peuvent reprendre l'ancienne mode, par des boutonnières fixées en devant et en arrière à la doublure du gilet; elles correspondraient à des boutons de la ceinture de la culotte. Car, on ne peut se le dissimuler : les bretelles déchirent les chemises aux endroits du point d'appui; et c'est bien un inconvénient pour tout le monde, mais surtout pour les militaires.

FIN.

www.ingramcontent.com/pod-product-compliance
Ingram Content Group UK Ltd.
Pitfield, Milton Keynes, MK11 3LW, UK
UKHW020230200726
13856UKWH00004B/1697